AUXERRE

ET

SON ÉTAT SANITAIRE

Les Eaux potables

et la Fièvre typhoïde

Epidémie Typhoïde

de 1902

Rapport adressé à M. le Ministre de l'Intérieur

PAR

Le Docteur C. PILLOT

Ancien Interne des Hôpitaux de Paris

Médecin des Epidémies

Legende

AB Galerie de captation
CDE Ru de Vallan
EF Fosse d'écoulement
GH Aqueduc souterrain
DK 1ᵉ Fossé de dérivation du Ru de Vallan
CL 2ᵉ Fossé de dérivation ... d.

Ligne de Gien

Ru de Vallan

Rue du Batardeau

Quartier de Coulanges

Rue de Coulanges

Rue du Rautheau

Quartier de Preuilly

S

N

Usines Ocre

Rue de

Sablières

Jardins maraichers

Ch. de Ronde

Ch. du Batardeau

Ch. de Halage

Yonne R.

Ru de Vallan

Gien

Ru

Rue de la Turbine

Aqueduc blanche

Usine Ville

Preuilly

Scierie

Bd Vaulabelle

Ville

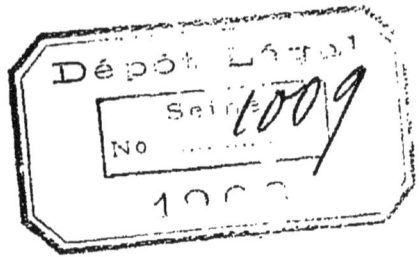

AUXERRE

ET

SON ÉTAT SANITAIRE

Les Eaux potables

et la Fièvre typhoïde

Epidémie Typhoïde
de 1902

Rapport adressé à M. le Ministre de l'Intérieur

PAR

Le Docteur C. PILLOT

Ancien Interne des Hôpitaux de Paris

Médecin des Epidémies

ÉPIDÉMIE TYPHOÏDE
EN 1902

Rapport adressé à M. le Ministre

de l'Intérieur.

La ville d'Auxerre compte un peu plus de 18.000 habitants, y compris la population militaire. Elle est bâtie presque en totalité sur la rive gauche de l'Yonne. Ses maisons s'étagent du bord de la rivière sur le flanc irrégulier d'un coteau incliné à l'Est. Une ceinture de promenades, en forme de fer à cheval, occupe la place des anciens fossés et entoure la ville proprement dite, la ville ancienne. Une autre ceinture, le chemin de ronde, de même forme, concentrique à la première, limite les faubourgs qui commencent à la déborder.

Elle est protégée de tous côtés par les coteaux voisins, excepté au Sud-Est et au Nord-Est, dans le sens de la vallée.

Elle possède un système d'égouts suffisant qui, avec la pente naturelle du sol, assure l'écoulement très facile des eaux de pluies et des eaux ménagères.

Le sol et le sous-sol sont extrêmement perméables. La couche solide est du calcaire fissuré.

La région n'est ni humide ni brumeuse ; la neige y est rare et n'y tient pas, excepté dans les hivers particulièrement rigoureux.

Vue de l'Est, de la côte d'Egriselles, avec le fouillis de ses maisons échelonnées sur la pente, la verdure de ses jardins et de ses promenades, le tout dominé par les masses sombres, les tours et les flèches de ses monuments, la ville a réellement bon aspect.

Vue de près : c'est la ville ancienne, au sol tourmenté, aux rues parfois étroites et tortueuses, aux maisons disparates, mais, en tout cas, soignée et propre. Ajoutons qu'elle se modernise, et, si l'on veut, s'embellit chaque jour.

Eh bien, malgré son aspect agréable et son bon état de propreté ; malgré son emplacement heureux au bord de la rivière, dans une vallée charmante ; malgré les conditions favorables de son climat, de la disposition et de la nature du sol, Auxerre ne jouit pas, au point de vue sanitaire, d'une bonne réputation. Nous allons voir si cette réputation est méritée et pourquoi.

Mais d'abord quelles peuvent être ici les conditions réelles ou apparentes d'insalubrité ? Une partie de la population est agricole et vigneronne ; c'est dire que, dans la ville même et surtout à la périphérie, existent des quartiers où les habitations sont loin de répondre à toutes les exigences de l'hygiène : maisons basses et étroites, étables, bestiaux, trous à fumier non étanches servant en même temps de fosses d'aisances.

De plus, les fosses d'aisances de la ville sont toutes non étanches. Les maisons neuves seules doivent avoir des fosses étanches, et encore le propriétaire peut-il trouver facilement le moyen d'éluder le règlement. La fosse une fois construite, on en perce le fond, et tout est dit ; moyen facile, pratique et employé maintes fois, dit-on.

On voit les conséquences de cet état de choses : les matières fécales pénètrent dans le sous-sol très perméable, et une fosse assez vaste et suffisamment arrosée peut fonctionner presque indéfiniment, sans être jamais vidée ; la terre absorbe tout. Un exemple : Il y a quelques années, j'eus l'occasion de faire ouvrir la fosse d'un immeuble qui m'appartient. Celle-ci, qui dessert en même temps la maison voisine et n'avait pas été ouverte depuis quarante ans, ne renfermait qu'une couche de matière grisâtre de quelques centimètres d'épaisseur et presque sans odeur. La terre avait tout bu.

Il semble de prime abord que le sous-sol d'une ville ainsi infecté à jet continu, par les eaux ménagères et les matières fécales de tous ses habitants, doive être une source grave d'insalubrité. Eh bien, il n'en est rien et nous allons le démontrer.

Remarquons d'abord que la perméabilité du sol, si elle favorise la pénétration des immondices, favorise non moins la pénétration des eaux de pluies qui le lavent sans cesse et entraînent tout ce qui l'imprègne.

L'infection de notre sous-sol ne paraît, en effet, avoir aucune influence sur le développement des maladies en général, excepté, et j'insiste là-dessus, sur le développement de la fièvre typhoïde.

Pour le prouver, je vais m'appuyer sur les résultats de ma pratique urbaine personnelle de vingt années bientôt.

Voyons d'abord ce qu'il en est par rapport aux maladies épidémiques, celles qui donnent, en quelque sorte, la mesure de l'état sanitaire d'une région. Je laisse de côté, et à dessein, la fièvre typhoïde, sur laquelle j'insisterai dans la suite de cette étude.

Depuis l'année 1894 incluse, date de la mise en pratique de la déclaration obligatoire des maladies contagieuses, jusqu'à ce jour (août 1902), je trouve dans ma pratique urbaine :

Scarlatine	14	cas.
Diphtérie	6	—
Variole	1	—
Puerpéralité	1	—

Et en consultant mes souvenirs et mes notes pour la période antérieure, qui va de l'année 1884 incluse jusqu'en 1894, je ne trouve aucune trace d'épidémie des maladies précédentes, non plus que d'épidémies de choléra ou de maladies cholériformes.

J'ai perdu, en dix-neuf ans, deux malades de diphtérie, deux fillettes de 5 à 6 ans, mortes après la trachéotousie.

Je note en passant que dans toute ma clientèle, à la ville ou à la campagne, je n'ai pas perdu un seul malade depuis l'emploi du Sérum de Roux. Une seule fois, j'ai dû opérer, dans un cas de croup d'emblée, sans angine, chez une femme d'une trentaine d'années, où le sérum fut employé un peu tard. La malade guérit.

C'est tout pour les maladies sujettes à la déclaration. Comme on le voit, c'est peu. Un mot des autres.

La grippe est endémique à Auxerre comme ailleurs, ni plus ni moins. Pas d'épidémie sérieuse depuis celles des hivers 1890-91 et 1891-92.

Le paludisme est inconnu, du moins le paludisme d'origine indigène.

La tuberculose, sous toutes ses formes, ne peut être regardée comme fréquente ; la ville et le département de l'Yonne dans son ensemble appartiennent à la zone modérément chargée.

Je pourrais passer en revue toutes les maladies, et j'aboutirais toujours à la même constatation, à savoir : qu'aucune d'elles ne se présente ici avec une fréquence anormale.

La ville d'Auxerre n'a donc rien à envier à aucune autre au point de vue de la salubrité en général, bien au contraire, et sa mauvaise réputation à cet égard est tout ce qu'il y a de moins justifié ; c'est ce que je tenais à bien établir.

L'état du sous-sol n'exerce donc, c'est entendu, aucune influence fâcheuse sur le développement des maladies épidémiques et contagieuses en général. Je n'oserais pas dire qu'il en est de même pour la fièvre typhoïde. Il est évident en effet que les matières organiques qui imprègnent le sol peuvent altérer l'eau des puits de l'intérieur et même l'eau captée à faible distance, d'où cette conséquence que, dans une ville comme la nôtre, à fosses non étanches, à sous-sol très perméable, il n'est permis de se servir ni d'eau de puits, dont les parois ne sont jamais sûrement étanches, ni d'eau captée à proximité, sous peine de voir la fièvre typhoïde régner à l'état endémique. C'est ce qui est arrivé.

La fièvre typhoïde, en effet, à seule assuré à la ville une notoriété de mauvais aloi. Cette notoriété date d'une grave épidémie qui sévit en 1882. Celle-ci se développa au moment de l'établissement de la canalisation d'eaux qui fonctionne encore aujourd'hui. Elle fut l'objet d'une étude remarquable de mon savant confrère et ami, M. le docteur Dionis des Carrières, où il établit un des premiers, d'une manière saisissante, l'origine hydrique de la maladie.

Depuis cette époque, et comme conséquence de l'impression produite, notre mauvais renom s'est perpétué et, il faut le reconnaître, presque à bon droit. Une épidémie peu grave eut lieu en 1892, en même temps que la seconde épidémie d'influenza. Elle atteignit surtout la population militaire. Une autre très légère se produisit en 1895.

Enfin, en 1898 et 1899, j'eus l'occasion de procéder, sur la demande de M. le Préfet de l'Yonne, à plusieurs enquêtes sur des ébauches d'épidémies. Ajoutons que, de 1884 inclus jusqu'en 1902, j'ai eu à soigner chaque année, dans la ville, quelques cas de fièvre typhoïde.

Mais en somme, même au point de vue typhique, la situation de 1883 à 1902 n'offre rien de très alarmant et, d'après mes notes, à partir du moment où j'ai pris le service des épidémies, en 1897, je puis dire qu'elle n'a pas été moins bonne au chef-lieu que dans le reste de l'arrondissement. A la vérité, la fièvre typhoïde règne un peu partout, et j'ai eu l'occasion de procéder à sept enquêtes sur des épidémies de village où le nombre des malades était proportionnellement plus élevé (jusqu'à 6 ou 7 pour cent habitants) que pendant l'épidémie de 1902 (environ 2 pour cent).

Je note, en passant, que partout l'origine hydrique de la maladie est nettement confirmée, d'abord par l'évolution massive de l'épidémie et sa disparition rapide après l'application des mesures prophylactiques concernant l'eau potable, ensuite et surtout par la topographie de la fièvre elle-même.

Quelques exemples :

A Diancy, canton de Saint-Sauveur, un réserviste venant d'Auxerre, apporte la fièvre typhoïde. Le village s'élève sur le flanc d'un coteau en pente rapide. La route le partage en deux parties égales placées l'une au-dessus de l'autre. Le réserviste habite le groupe supérieur, et ses matières, non désinfectées, sont enfouies dans un champ voisin de sa demeure. Quelques semaines après, il n'y a pas un seul malade dans le groupe du haut, mais une douzaine dans celui du bas. Tous les habitants de celui-ci puisent leur eau à une source jaillissant du sol à une certaine distance, mais au-dessous de la maison du premier malade.

A Mouffy, canton de Courson, il y a deux fontaines placées chacune aux deux extrémités du village. L'une d'elles, près de l'école, a son eau trouble, l'autre a de l'eau l'eau claire. Tous les malades, une quinzaine environ, puisent à la première. Dans le rayon de la seconde, un seul malade et c'est un enfant qui fréquente l'école.

A Lain, canton de Courson, je visite, lors de mon enquête, une vingtaine de typhiques. Tous puisaient leur eau potable à la fontaine communale. Dans les maisons pourvues de puits particuliers, un seul malade. Sur mon conseil, le maire fait cadenasser la pompe de la fontaine et l'épidémie s'arrête.

Mais revenons à la ville. Elle a été sérieusement éprouvée en 1882, touchée en 1892 et 1895, réellement atteinte en 1902, et les autres années, elle a payé un tribut plutôt léger mais constant à la fièvre typhoïde. Son état sanitaire n'a pas été réellement mauvais au point de vue typhique, mais il peut et doit être meilleur à l'avenir.

Quelle est donc la cause de cette situation sanitaire habituelle ? Nous allons la trouver dans la nature des eaux potables qui alimentent la ville depuis 1882.

Différentes Sources des Eaux potables

Les eaux potables viennent de quatre sources différentes qui sont les suivantes :

1º La fontaine Sainte-Marguerite, située sur la côte Saint-Simon. Elle alimente l'asile des aliénés. C'est une eau de source de qualité médiocre ;

2º La fontaine Sainte-Geneviève, située route de Saint-Georges. Elle fournit par jour 30^{m3} environ d'eau de source de qualité passable. Elle alimente, par une canalisation spéciale, une très faible partie de la région supérieure ouest de la ville ;

3º L'eau de Vallan, qui aboutit au réservoir situé route de Toucy. Ce réservoir débite par jour 650^{m3} environ. Il alimente les parties sud-ouest, sud et sud-est par une canalisation spéciale, mais une communication avec le réservoir du Champ-de-Mars lui permet de recevoir le trop plein de celui-ci. L'eau de Vallan est de l'eau de source, mais captée dans le village même de Vallan dans des conditions très défectueuses. Disons, d'ores et déjà, qu'elle n'a rien de commun avec le rû de Vallan dont nous aurons à parler dans la suite, lequel est un ruisseau qui traverse tout le village et reçoit tous ses immondices ;

4º Les eaux de la plaine de Preuilly.

Ce sont elles qui alimentent la presque totalité de la ville. Elles proviennent d'une nappe souterraine répandue dans les sables d'alluvion de la vallée de l'Yonne. Refoulées par la turbine dans le réservoir du Champ-de-Mars, elles sont distribuées dans une canalisation spéciale.

Le réservoir débite par jour 4.300^{m3} environ dans la saison humide, beaucoup moins dans la saison chaude. Son trop plein peut se déverser dans le réservoir de Vallan.

Nous allons examiner en détail :

1º Leur mode de captation ;

2º L'état des lieux dans le voisinage de la galerie de captation et particulièrement le rû de Vallan ;

3º La nature de la nappe souterraine, les conditions de filtration dans la couche de sable et graviers, les causes de contamination.

Captation. — L'eau est captée dans une galerie dite galerie de captation. Un aqueduc étanche l'amène à la turbine d'où elle est refoulée dans le réservoir du Champ-de-Mars, pour, de là, être distribuée aux bornes-fontaines de la ville.

La galerie de captation AB est située en amont de la ville, dans la zone des faubourgs, à mi-chemin entre les boulevards et le chemin de ronde. Longue d'une centaine de mètres, dirigée du sud au nord, elle est à une distance moyenne de 60 mètres de la rivière, de 3 à 4 mètres du chemin du Bâtardeau, dont elle est séparée par le fossé EF, auquel aboutit le rû de Vallan CDE.

Une de ses parois, celle qui regarde la rivière est un mur plein. mais percé d'un certain nombre de barbacanes. Cette disposition permet la pénétration des eaux de l'Yonne. L'autre est un mur en pierres sèches, mur d'absorption ; il laisse le passage libre aux eaux de la nappe souterraine.

Les deux parois s'appuient profondément sur la masse solide de calcaire portlandien. La voûte est à 0m 80 environ de la surface du sol.

Rû de Vallan. — Le rû de Vallan CDE croise normale-ment la galerie au-dessus de laquelle il passe, et se jette dans le fossé EF, lequel aboutit à un aqueduc souterrain étanche, débouchant lui-même dans le sous-bief de la turbine et, de là, un peu plus loin dans l'Yonne.

Mais voyons d'où vient le rû de Vallan et, par suite, quelle est la nature de ses eaux ; ceci a une importance capitale.

Le ruisseau de Vallan traverse dans toute sa longueur le village de ce nom, à 5 kilomètres d'Auxerre. Il entre dans les faubourgs de la ville par le côté sud-ouest, et parcourt, avant son arrivée à la galerie, les quartiers d'Arnus, de Coulanges et de Preuilly. Ces quartiers sont habités exclusivement par une population agricole et vigneronne ; c'est dire qu'on y trouve en abondance ; écuries, fumiers et fosses d'aisances en plein air, dont les produits s'écoulent incessamment dans le ruisseau.

Sur le ruisseau lui-même, de place en place : des lavoirs, des planches à laver, où passe non seulement le linge du quartier, mais celui d'une partie de la ville, de sorte que c'est là un véritable égoût, charriant, en toute saison, une eau sale et chargée de matières organiques. Qu'il vienne des pluies abondantes, comme cela eut lieu au mois de mai dernier, et il se fait une véritable lessive de toute la région dont les eaux aboutissent rapidement, de par la disposition du sol, au ruisseau en question.

Comme bien on pense, l'eau du rû de Vallan, circulant dans un lit très perméable, à fleur d'une couche sablonneuse, pénètre dans le sol tout le long de son parcours, et arrive ainsi constamment à la galerie de captation, à l'alimentation de laquelle elle contribue dans une large mesure.

On objectera peut-être que le quartier d'Arnus est loin de Preuilly, un bon kilomètre environ. Cela n'y fait rien, et nous verrons plus tard que la pénétration ne se fait pas seulement dans le voisinage de la galerie et qu'aucune dérivation du rû de Vallan, à quelque distance qu'on la fasse, dans la zone des faubourgs, ne peut mettre à l'abri du danger. Voilà pour le rû de Vallan.

Nous avons dit que l'Yonne coule à 60 mètres environ de la galerie. Ses eaux y accèdent directement par les barbacanes du mur plein ménagées d'ailleurs manifestement à cet effet.

Enfin, dans un rayon de 50 à 400 mètres on trouve :

1º Une fabrique de colle qui a cessé de fonctionner, il y a quelques années seulement.

Dans l'intérieur de celle-ci se trouvait une fontaine dont les eaux étaient aspirées par la galerie, ce qui fut l'objet d'un procès interminable entre la ville et l'industriel propriétaire.

Les eaux résiduaires gagnaient le sous-bief de la turbine par un aqueduc plus ou moins étanche. D'ailleurs l'usine fut fermée par ordre préfectoral, comme dangereuse pour la santé publique ;

2º Des usines à ocre, encore en activité ;

3º La scierie de Preuilly ;

4º Des jardins maraîchers où l'on emploie la fumure à haute dose ;

5º Des sablières en activité, pleines d'eaux dormantes ;

6º Des sablières abandonnées et comblées avec des

matériaux de démolition, les gadoues de la ville, des cadavres d'animaux, etc. ;

7° Le quartier de Preuilly et la ville elle-même, avec ses fosses non étanches et son sous-sol largement et continuellement imprégné de matières organiques, toutes causes efficaces de contamination de la nappe souterraine.

Nappe souterraine. — Mais qu'est-ce donc que cette nappe? Quelle est son origine et quelle est la nature des eaux qui la composent?

De l'avis des personnes com·étentes, il est impossible qu'il existe, dans cette région, de l'eau de source en quantité importante, et la nappe est constituée surtout :

1° Par les eaux de l'Yonne qui, grâce au système de barrages, s'infiltrent en amont ;

2° Par les eaux d'infiltration du rû de Vallan ;

3° Par les eaux de pluies qui tombent dans la plaine, sur le coteau et sur une partie du plateau voisin.

Et la preuve que la nappe communique avec les eaux de la rivière, des sablières et des puits de la ville, la voici :

En hiver, quand on baisse les barrages pour éviter les embâcles, la couche de glace s'affaisse et forme cuvette dans les sablières.

En été, à l'époque du chômage de l'Yonne, le niveau baisse dans la galerie de captation, dans les sablières et dans les puits de la partie basse de la ville.

Mêmes faits furent constatés en 1894, alors qu'on épuisait des fouilles faites dans la plaine de Preuilly, sous la direction de M. Lethier, ingénieur en chef des ponts et chaussées.

Il n'existe donc pas, dans la plaine de Preuilly, de nappe souterraine indépendante et formée d'eau de source en quantité importante. Il n'y a que, ou, du moins, il y a surtout de l'eau d'infiltration.

Conditions de filtration. — Mais du moins cette eau arrive-t-elle à la galerie après une filtration suffisante?

Point du tout.

Une bonne filtration, dans un filtre à sable exige :

1° le passage dans une couche d'épaisseur convenable formée par du sable fin, au-dessous de 2 milimètres ;

2° Une vitesse à l'heure, au-dessous de 12 centimètres ou de 12 centimètres au plus ;

3° Le renouvellement ou le nettoyage possibles de la couche filtrante.

Ici, aucune de ces conditions n'est remplie.

La couche filtrante de la plaine de Preuilly n'est pas formée de sable fin, mais de sable et graviers. L'analyse, faite par les soins de M. P. Breuillé, ingénieur des ponts et chaussées, a donné les resultats suivants. Sur 10 litres d'échantillons on a :

Sable au-dessous de 2 milimètres.........	2,9
Petits graviers de 2 à 5 milimètres.......	2,1
Gros graviers au-dessus de 5 milimètres..	5,2
Total..........	10,2

Ajoutons que, dans la couche, existent des veines horizontales de graviers purs et simples.

La vitesse de circulation dans le voisinage de la galerie est de 3m75 à 26 mètres à l'heure, au lieu de 0m12 au plus. (Rapport de M. Le Couppey.)

Autre condition défavorable : La galerie étant de même hauteur que la couche filtrante et logée dans l'épaisseur de celle-ci, la filtration a lieu horizontalement, ce qui permet à l'eau de passer dans des veines de graviers seuls, où elle ne subit pas trace d'épuration.

Enfin, la couche de sable et graviers, très voisine de la surface du sol (0m60 environ) est incessamment polluée sur tous les points de son étendue, et plus particulièrement aux abords mêmes de la galerie, par la pénétration des eaux du rû de Vallan.

Telles sont les conditions désastreuses dans lesquelles fonctionne le service des eaux potables de la Ville depuis vingt ans : eaux mauvaises par leurs provenances, viciées par toutes sortes de raisons, chargées sans cesse de matières organiques et de leurs produits de décomposition, consommées sans avoir subi la moindre épuration.

Or, les eaux de cette nature engendrent la maladie, engendrent des états infectieux et particulièrement la fièvre typhoïde. Ainsi s'explique l'état endémique de la fièvre typhoïde à Auxerre.

L'état de choses actuel dure depuis 1882. La ville a eu la chance, depuis cette époque, d'être modérément éprouvée, mais la situation va s'aggraver et devenir sérieuse en 1902.

La Fièvre typhoïde en 1902

Les premiers cas apparaissent dans la seconde quinzaine de février. Légers pour la plupart, ils diffèrent peu des cas de grippe à forme intestinale qui règne depuis le milieu de janvier. Aussi n'y a-t-il pas de déclarations de la part des médecins civils, et une seule du médecin militaire.

Dans un rapport adressé peu après à M. le Préfet, je disais que l'état sanitaire n'avait encore rien d'inquiétant, mais je faisais toutes mes réserves pour l'avenir, et je comparais la situation présente à celle de la même époque de l'année 1892, où une épidémie typhoïde s'était mélangée à la seconde épidémie d'influenza.

En mars, en effet, la maladie prend sa physionomie habituelle, en même temps que le nombre des malades augmente ; les déclarations arrivent.

Le tableau ci-contre indique exactement quel est l'état sanitaire déclaré par les médecins civils ou militaires de fin février au 7 mai. Il comprend les malades de la ville et de l'hôpital :

Cas déclarés : en février................... 1
    —   en mars 18
    —   en avril................... 11
    —   du 1er au 7 mai..:........... 7

„Je fais remarquer que les sept cas du mois de mai appartiennent forcément, comme début, au mois précédent, puisque le médecin ne peut être fixé sur la nature du mal avant six ou sept jours.

Pendant les douze premiers jours du mois de mai, j'ai eu, pour ma part, et je crois que mes confrères ont eu, comme moi, l'impression que l'épidémie légère que nous subissions touchait à sa fin. Mais à partir du 12, nous la voyons reprendre de plus belle, et les cas se multiplient jusqu'à la fin du mois.

Recrudescence. — Du 12 mai au 4 juin exclus, le nombre des déclarations s'élève à 288.

Que s'est-il donc passé, et pourquoi cette recrudescence infiniment plus grave que la première poussée ? Le voici :

M. le Maire d'Auxerre, justement soucieux de l'état de la santé publique, et en quête des moyens de l'améliorer, a remarqué que les eaux du rû de Vallan, qui suivent le trajet CDEF, séjournent dans le fossé EF, par suite de l'insuffisance de la pente, et y disparaissent dans le sol, contre le mur de la galerie de captation. — Il suppose que la pénétration de ces eaux dans la galerie est la cause ou du moins une des causes principales de l'épidémie régnante.

1re dérivation du rû de Vallan. — Pour remédier à cette

pénétration, il fait alors creuser le fossé DK, d'où l'eau coule rapidement dans l'aqueduc GH, et de là dans l'Yonne au-dessous de la turbine, et combler la partie DE.

Le fossé DK a une longueur de 70 mètres environ. Il est à 8 ou 10 mètres de la galerie, presque parallèle à celle-ci. Sa profondeur est de 0^m60 à 0^m70, ce qui lui permet d'atteindre la couche superficielle de graviers. L'eau y circule à une vitesse de 0^m85 à la seconde (Le Couppey), et en affouille profondément le fond et les parois.

Les eaux du rû de Vallan coulent dans le fossé DK, à la date du 3 mai ; or, à partir du 12 mai, juste au bout du temps nécessaire à la période d'incubation de la fièvre typhoïde, les cas se multiplient et atteignent le chiffre de 288 ci-dessus indiqué.

Ce chiffre est naturellement inférieur à la réalité. En effet, un certain nombre de malades ont quitté la ville et ont fait leur maladie ailleurs. De plus, un de nos contrères s'est abstenu de toute déclaration.

Il est difficile, pour ne pas dire impossible, de ne pas voir entre ces deux faits : l'ouverture du fossé DK et la recrudescence épidémique, une relation de cause à effet.

2me dérivation. — M. le Maire lui-même fut, à n'en pas douter, frappé de cette relation, puisqu'il s'empressa de faire creuser un nouveau fossé dans l'intérieur du chemin de fer de Gien et, à partir du 23 mai, les eaux du rû de Vallan coulèrent dans le fossé CL.

Le mal, qui paraissait bien résulter de la pénétration de ces eaux dans la galerie, n'était pas supprimé pour autant, et cette seconde dérivation était manifestement insuffisante. Le nouveau fossé CL, creusé dans le même sol et dans les mêmes conditions que le fossé DK, absorbait avec la même facilité, et son éloignement relatif de la galerie n'était qu'un correctif négligeable.

Tel fut l'avis du Conseil d'hygiène.

C'est alors que j'eus l'occasion de voir M. Le Couppey, secrétaire de la commission d'études des eaux de la Ville de Paris, de m'entretenir avec lui de l'épidémie régnante, de la cause évidente, selon moi, de sa recrudescence, et de la persistance du danger, même après la deuxième dérivation dans le fossé CL. M. Le Couppey m'offrit de faire une expérience à la fluorescéine, pour déterminer l'existence et le degré de la pénétration du rû de Vallan dans la galerie de captation.

J'acceptai et demandai par lettre à M. le Préfet, en ma

qualité de médecin des épidémies, de vouloir bien donner à M. Le Couppey l'autorisation nécessaire.

Expérience à la fluoresceïne. — L'expérience eut lieu le 30 mai. Elle fut l'objet d'un rapport détaillé, lu par l'auteur à la séance du Conseil d'hygiène du 11 juin 1902, et dont les conclusions furent adoptées, avec une légère modification, à l'unanimité.

En voici le résumé :

Le rû de Vallan fut remis dans le fossé CDK, et la fluoresceïne déposée au point C. Celle-ci gagna rapidement la galerie de captation, et apparut avec sa teinte verte très accusée exclusivement dans l'eau des bornes-fontaines alimentées par le réservoir du Champ-de-Mars.

L'eau des bornes-fontaines alimentées par le réservoir de Vallan resta claire.

Ceci indique, constatons-le en passant, que la communication n'est pas constante entre les deux réservoirs du Champ-de-Mars et de Vallan, ou que, tout au moins, la quantité d'eau versée, ce jour-là, par le premier dans le second, fut insignifiante, puisqu'elle n'y produisit aucun changement de coloration appréciable à l'œil nu.

Ce fait a une réelle importance, car il est absolument d'accord avec la topographie de l'épidémie elle-même. Celle-ci, en effet, a sévi particulièrement dans la zone alimentée par le réservoir du Champ-de-Mars, c'est-à-dire l'eau de Preuilly, et a presque épargné la zône alimentée par les eaux de Vallan.

Le dosage de la matière colorante démontra que, du point C à l'embouchure de l'aqueduc étanche, en K, en suivant le trajet CDK, le rû de Vallan versait dans la galerie 350^{m3} par jour de son eau contaminée. Il fut établi que la vitesse de circulation dans la couche de graviers, aux abords de la galerie, était de 3^m75 à 26 mètres à l'heure, vitesse éloignant toute idée d'épuration.

Les conclusions suivantes s'imposent :

1° L'eau de la plaine de Preuilly est contaminée ; c'est elle qui est la cause de l'épidémie typhoïde.

2° L'agent principal de la contamination est l'eau du rû de Vallan ; c'est elle qui est cause de la recrudescence épidémique.

Ainsi donc, jusqu'au jour où fut effectuée la première dérivation du rû de Vallan, l'épidémie reste stationnaire, et semble même subir un temps d'arrêt dans la première quinzaine de mai. La dérivation effectuée le 3 mai, 9 jours s'écoulent, et l'épidémie reprend avec une nouvelle intensité. Cela tient évidemment à ce que les conditions d'absorption ont été modifiées dans le lit même du ruisseau.

L'ancien fossé CDEF, dans lequel l'eau coule depuis 20 ans, a son fond et ses parois plus ou moins colmatés, c'est-à-dire imprégnés et recouverts d'une couche de vase qui modère l'absorption. Il est admissible, en outre, que cette couche de limon peut servir de filtre de puissance relative, bien entendu, pour les bactéries pathogènes. Bref, le colmatage a dû exercer ainsi, à l'égard de la galerie, une double influence protectrice.

Mais vient le mois de mai avec son état atmosphérique détestable : le froid, l'humidité, des pluies diluviennes qui lavent la surface et la profondeur du sol, et souillent d'autant les eaux du ruisseau. Vient la dérivation dans le fossé DK, dont le fond et les parois non colmatés boivent comme une éponge, sans filtration préalable, et la situation est changée du tout au tout. L'eau contaminée pénètre librement et telle que dans la galerie, contribuant, du point C au point K, à l'alimentation du réservoir du Champ-de-Mars à peu près exactement pour 1/15 (rapport Le Couppey).

Et cette eau n'est pas contaminée à demi ; lisez ce qui suit :

Plusieurs cas de fièvre typhoïde existent dans les maisons qui bordent le rû de Vallan :

Un cas, rue Gérot, date de fin février.

Un second, rue de Preuilly, dure de mars à fin mai.

Un troisième, également rue de Preuilly, va aussi de mars à fin mai.

Le linge de ces trois malades et, sans doute, ce ne sont pas les seuls, est lavé dans le ruisseau, sans désinfection préalable, au moins pour deux d'entre eux. Mais il y a mieux ; les matières fécales de l'un d'eux y sont jetées directement plusieurs fois par jour, et le vase y est lavé à grande eau. Et ceci se passe rue de Preuilly, dans le voisinage immédiat de la galerie et du fossé de dérivation. Je tiens le fait d'un témoin oculaire absolument digne de foi, qui fit même des observations à la personne coupable d'un pareil méfait.

Comme on le voit, à partir du 3 mai, toutes les conditions se trouvent réunies pour favoriser une nouvelle éclosion et une dissémination plus complète de la maladie. On a vu que les suites ne se firent pas attendre.

Lorsque lecture fut donnée au Conseil d'hygiène du rapport de M. Le Couppey, et qu'y furent discutées ses conclusions (séance du 11 juin 1902), M. le Maire fit observer : que celles-ci avaient un caractère par trop mathémathique ; que l'influence du rû de Vallan sur la recrudescence de l'épidémie pouvait être contestée ; que cette recrudescence n'était en somme que le résultat de la marche ascendante régulière de toute épidémie ; qu'enfin, on ne pouvait faire fond sur les déclarations médicales, celles-ci comprenant, d'après son enquête personnelle, des cas d'ancienne date, des mois de mars et d'avril.

Voyons ce qu'il en est.

Les conclusions techniques de M. Le Couppey, en ce qui concerne la pénétration des eaux du rû de Vallan, leur vitesse de circulation dans la couche pseudo-filtrante, leur appoint dans l'alimentation de la galerie, sont inattaquables. Elles reposent sur des chiffres, et il n'y a pas de contestation possible.

Que, pour les déclarations, il y ait eu quelques inexactitudes, quelque négligence même de la part des médecins surmenés, je veux bien l'admettre. Mais j'affirme que ceci ne peut modifier, d'une manière tant soit peu sensible, la physionomie de l'épidémie dans son ensemble. En voici la preuve :

A la séance du Conseil d'hygiène du 26 mai 1902, M. le docteur Moreau, médecin militaire, apporte les dates du début de la maladie chez les hommes du régiment. Ces dates vont du 12 au 26 mai (jour de la séance).

Les médecins civils présents déclarent que les choses se sont passées de même dans leur clientèle respective.

Enfin j'ai fait moi-même, après coup, le relevé très exact du début chez tous mes malades depuis le commencement de l'épidémie.

Les résultats de ce travail sont indiqués dans le tableau ci-contre :

En février............	2 cas
En mars..............	3 —
En avril..............	3 —
Du 1er au 12 mai.......	0 —
Du 12 au 30 mai........	40 —

Le graphique ci-joint indique à la fois la date du début et, pour chaque jour du mois, le nombre total des malades.

On y voit que la poussée est violente surtout du 12 au 19 mai.

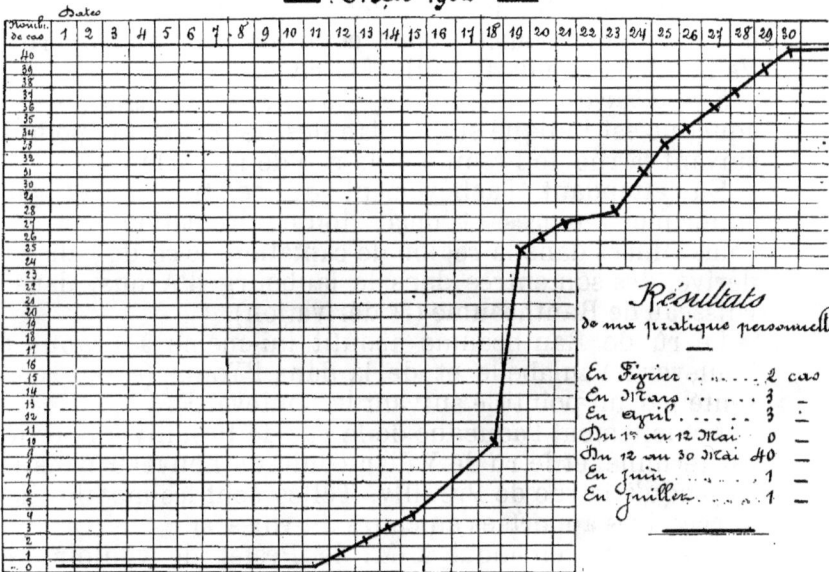

— Mai 1902 —

Résultats
de ma pratique personnelle
—

En Février . . . . 2 cas
En Mars . . . . 3 —
En avril . . . . . . 3 —
Du 1ᵉʳ au 12 Mai . 0 —
Du 12 au 30 Mai 40 —
En Juin . . . . 1 —
En Juillet . . . . . 1 —

Les objections faites ne sont donc pas fondées. La recrudescence de l'épidémie paraît bien être le fait des eaux du rû de Vallan, et il est permis d'admettre que la dérivation effectuée le 3 mai, en favorisant l'absorption par le sol, et en supprimant l'action protectrice d'un colmatage d'ancienne date, a laissé les bacilles pathogènes passer librement et produire leur maximum d'effet.

Ainsi se trouve confirmée, une fois de plus, et d'une façon éclatante, l'origine hydrique des épidémies typhoïdes.

En présence des résulats donnés par l'expérience à la fluoresceïne, de l'inefficacité désormais certaine même de la dérivation CL, la municipalité décide la construction d'un aqueduc étanche pour conduire les eaux du rû de Vallan de la rue de Preuilly à la rivière.

3ᵐᵉ dérivation du rû de Vallan. — Le tracé de cet aqueduc est indiqué sur le plan des lieux par un pointillé suivant la rue de Preuilly et la rue de la Turbine.

En attendant l'achèvement de ce travail, et pour supprimer, d'ores et déjà, toute circulation des eaux contaminées dans la région de captation, le rû de Vallan fut dérivé, dès son entrèe dans le faubourg d'Arnus, dans le ruisseau de Rantheaume (3ᵉ dérivation).

Le rû de Rantheaume aboutit lui-même à l'égout du boulevard Vaulabelle et de là dans l'Yonne (égout représenté par un pointillé suivant le boulevard).

Actuellement l'aqueduc de la rue de Preuilly à la rivière est terminé, et le rû de Vallan coule de nouveau dans son lit jusqu'à la rue de Preuilly. Telles sont les modifications successives apportées au cours du ruisseau.

Quand je demandai à M. le Préfet de vouloir bien autoriser M. Le Couppey à pratiquer son expérience, je n'avais nul besoin d'être fixé sur le rôle nuisible des eaux en question ; les faits parlaient assez clairement. Mais je voulais pouvoir mettre sous les yeux du public une preuve mathématique de la mauvaise qualité des eaux du rû de Vallan, en particulier, et de la plaine de Preuilly, en général. Voici pourquoi :

Depuis longtemps on pensait à doter la ville d'eaux de meilleure qualité. Plusieurs municipalités antérieures avaient abordé la question, sans la résoudre ; mais cette fois la captation actuelle était condamnée. Un nouveau projet était élaboré et devait recevoir, dans un avenir prochain, un commencement d'exécution. Celui-ci consistait à établir une nouvelle captation sur un point plus éloigné de la ville, en dehors du chemin de ronde, mais toujours dans la plaine de Preuilly. dans le voisinage de l'Yonne et des sablières. L'endroit choisi était à 6 ou 700 mètres environ de la galerie actuelle. Il s'agissait, en fin de compte, de capter la même nappe souterraine, avec ses mêmes inconvénients. On s'éloignait seulement un peu plus de la ville et du rû de Vallan, dont le voisinage eut continué quand même, cela n'est pas douteux, à faire sentir son effet.

On avait déjà obtenu :

1e Un avis favorable du conseil d'hygiène de l'arrondissement ;

2e Un avis favorable du comité consultatif d'hygiène publique de France.

Il s'agissait de faire échouer ce nouveau projet, qui engageait les finances de la ville, sans donner à ses habitants, pour l'avenir, la moindre sécurité.

Ce qui arriva, et c'est le cas de répéter : « à quelque chose malheur est bon ». Sous la poussée de l'opinion. publique, le conseil municipal, mieux éclairé, rejeta à l'unanimité le projet en question, et décida de confier à des hommes compétents, aux ingénieurs des ponts et chaussées, le soin de rechercher et d'amener à la ville de l'eau de source de bonne qualité.

Nous disions tout à l'heure que, quel que soit le point de captation dans la plaine de Preuilly, le voisinage de l'Yonne, du rû de Vallan et de la ville continuerait à faire sentir son influence.

Pour s'en convaincre, on n'a qu'à se rappeler l'étude que nous avons faite, en son lieu, de la nappe de Preuilly et de la captation actuelle.

Rappelons en outre la succession des faits en ce qui concerne les modifications successives au cours du rû de Vallan :

1re Dérivation le 3 mai dans le fossé DK ;

2e Dérivation le 23 mai dans le fossé CL ;

3e Dérivation dans le rû de Rantheaume ;

4e Réintégration du rû de Vallan dans son lit jusqu'à la rue de Preuilly, d'où l'aqueduc étanche le conduit dans la rivière.

Eh bien, si les renseignements qu'on m'a donnés sont exacts, et j'ai tout lieu de le croire, après la 3e dérivation, quand le lit du rû de Vallan est vide, on a observé le fait suivant : le niveau a baissé de 0m40 dans la galerie de captation, et de 0 m 06 dans les sablières.

Après le retour du rû de Vallan dans son lit, le niveau dans la galerie est revenu à peu près au point où il était auparavant.

Ces faits montrent et précisent à nouveau l'importance du rôle joué par le rû de Vallan dans l'alimentation de la galerie de captation.

Ils indiquent que les infiltrations ne se faisaient pas seulement dans la partie basse du ruisseau, remplacée aujourd'hui par l'aqueduc étanche de la rue de Preuilly à la rivière, mais qu'elles se faisaient, et se font encore tout aussi bien, en amont de la rue de Preuilly.

Ils font pressentir que les infiltrations du rû de Rantheaume lui-même, voisin du rû de Vallan, contribuent à la formation et à l'entretien de la nappe souterraine.

Ils prouvent enfin, une fois de plus, qu'il existe une solidarité très étroite entre l'eau de la galerie de captation et non seulement celle de l'Yonne, des sablières et du rû de Vallan, mais encore celle des puits et des fosses de la ville.

Ainsi se trouve condamné tout projet de captation dans le voisinage de la ville, en général, et dans la plaine de Preuilly, en particulier, même s'il s'agissait d'eau de source. Pour qu'une eau de source provenant de la plaine de Preuilly pût être utilisée, il eut fallu qu'elle pût être captée profondément, au-dessous d'une épaisseur suffisante de terrains très difficilement perméables et par suite capables de faire subir aux eaux des couches superficielles une filtration efficace. Une eau de source et de bonne qualité ne vaut qu'en tant qu'elle n'est et ne saurait être contaminée.

Or, la nappe de Preuilly, superficiellement située, au-dessous d'une couche mince de terre végétale, dans une couche de graviers sans pouvoir filtrant, est condamnée à recevoir sans cesse toutes les souillures de la surface et de l'intérieur du sol. Elle ne saurait donc être utilisée comme eau potable.

Il semblera sans doute étonnant, à ceux qui liront cette étude, qu'on ait pu, autrefois, doter la ville d'eaux potables aussi suspectes, captées dans des conditions aussi défectueuses, et qu'on n'ait rien fait, depuis vingt ans, pour modifier cette situation détestable.

Il faut dire, à la décharge des auteurs de la captation actuelle, qu'à l'époque où elle fut établie, certaines notions hydrologiques étaient encore dans leur enfance. L'idée de relation entre la nature des eaux potables et les maladies, en général, et la fièvre typhoïde, en particulier, commençait seulement à se faire jour. Depuis lors, elle a fait son chemin, et nous savons aujourd'hui que la première condition de la salubrité d'une ville est d'avoir de l'eau de bonne qualité.

Avoir de l'eau pure et se débarrasser des immondices ; eau pure et propreté ; tout est là. Formule simple et facile à comprendre, et pourtant si difficile à faire entrer dans les esprits. Ce que la propreté a fait dans le domaine de la chirurgie, elle peut le faire, non moins, dans le domaine de l'hygiène et de la médecine proprement dite.

Aussi, ceux qui ont l'honneur d'avoir assumé les charges de l'administration municipale, ont-ils l'impérieux devoir de se bien pénétrer de cette idée, et de rechercher avec soin, de concert avec les hommes compétents, tout ce qui est une garantie d'hygiène et de salubrité.

La captation actuelle étant condamnée et appelée à disparaître dans le plus bref délai, la ville avait à choisir entre deux solutions : ou prendre les eaux directement dans la rivière et les filtrer par un procédé spécial,

Ou bien aller chercher de l'eau de source dans le voisinage, où il en existe de bonne qualité et en quantité suffisante.

La première solution, qui est peut-être celle de l'avenir, n'est pas encore au point. Elle permettrait d'avoir en abondance de l'eau plus légère, plus aérée, moins chargée de sels calcaires, mais aussi moins fraîche dans la saison chaude. Malheureusement il faut la filtrer, et les procédés de filtration sur de larges surfaces, bien qu'employés déjà dans maintes localités, ne sont pas encore au point de pratique et de perfection désirable. Ce serait une solution de nécessité, mais déjà préférable, en tout cas, à ce qui existe aujourd'hui et même à ce qu'on nous proposait.

La seconde solution imposera sans doute de lourds sacrifices, mais elle est seule capable d'effacer l'impression produite, de ramener le calme et la confiance dans les esprits, et d'assurer ainsi, pour l'avenir, la prospérité de la ville. C'est celle qui a été adoptée.

Quelques mots encore sur la fin de l'épidémie de 1902.
Le nombre des cas de fièvre typhoïde déclarés a été de :

3 en juin.

1 en juillet.

7 en août.

Du 22 août au 15 septembre, pas un seul.

L'épidémie peut donc être regardée comme terminée à cette date. En réalité, elle a évolué presque tout entière du 12 au 30 mai, massive et de durée courte, comme c'est la règle.

CONCLUSIONS

Les conclusions qui se dégagent de cette étude sont les suivantes :

1º Auxerre est une ville remarquablement saine, excepté au point de vue typhique ;

2º Ce sont les eaux de la plaine de Preuilly qui y entretiennent, depuis vingt ans, la fièvre typhoïde, à l'état endémique ou épidémique ;

3º La contamination de la nappe de Preuilly est due à des causes multiples : situation superficielle, manque de filtration, voisinage de l'Yonne, des usines, des sablières, des jardins maraîchers, des fosses de la ville et surtout du ruisseau de Vallan ;

4º Une eau de source de bonne qualité, prise dans la plaine de Preuilly, ne pourrait être employée pour les besoins de la ville qu'à la condition d'être captée profondément, dans la masse solide même du calcaire fissuré. Et encore !

5º Le mieux est de prendre l'eau de source à distance, dans une région où ne se trouveront pas réunies des chances aussi nombreuses de contamination.

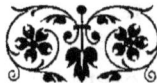

Paris. — Imp. G. Trémaux, 2, rue de Fleurus.

www.ingramcontent.com/pod-product-compliance
Lightning Source LLC
Chambersburg PA
CBHW060519210326
41520CB00015B/4238